# QUELQUES NOTES

## SUR LA STATION THER DE

# MOLITG-LES-BAINS

### (PYRÉNÉES-ORIENTALES)

**SUIVIS D'UNE ANALYSE QUANTITATIVE OU DE PRÉCISION
DE TROIS DE SES PRINCIPALES SOURCES
PAR M. LE DOCTEUR F. GARRIGOU, MÉDECIN CONSULTANT A LUCHON,**

## PAR LE DOCTEUR L. COMPANYO,

Lauréat de la Faculté de Montpellier,
Ancien Médecin Principal de la Compagnie du Canal de Suez,
Membre de plusieurs sociétés savantes, Conservateur du Muséum de Perpignan,
Médecin Inspecteur des Escaldes (Pyr.-Orient.),
Chevalier de la Légion-d'Honneur et de plusieurs autres Ordres.

Ὥσπερ γὰρ ἐν τῷ στόματι δια-
φέρουσι καὶ ἐν τῷ σταθμῷ, ὅυτῷ
καὶ ἡ δύναμις διαφέρει πουλὺ
ἑκάστου.

« Si les eaux diffèrent par la saveur
« et par le goût, elles ne diffèrent pas
« moins par leurs propriétés. »

(*Hippocrate*, traduction de LITTRÉ,
tome II, page 13.)

## PERPIGNAN

IMPRIMERIE ET LIBRAIRIE DE CHARLES LATROBE

1, Rue des Trois-Rois, 1.

—

## 1878

# QUELQUES MOTS

## SUR LA STATION THERMALE

### DE

# MOLITG-LES-BAINS

### (PYRÉNÉES-ORIENTALES)

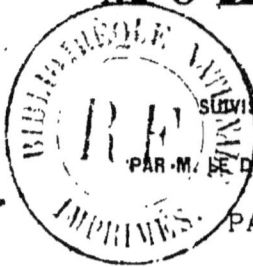

**SUIVIS D'UNE ANALYSE QUANTITATIVE OU DE PRÉCISION
DE TROIS DE SES PRINCIPALES SOURCES
PAR M. LE DOCTEUR F. GARRIGOU, MÉDECIN CONSULTANT A LUCHON,**

## PAR LE DOCTEUR L. COMPANYO,

Lauréat de la Faculté de Montpellier,
Ancien Médecin Principal de la Compagnie du Canal de Suez,
Membre de plusieurs sociétés savantes, Conservateur du Muséum de Perpignau,
Médecin Inspecteur des Escaldes (Pyr.-Orient.),
Chevalier de la Légion-d'Honneur et de plusieurs autres Ordres.

Ὥσπερ γὰρ ἐν τῷ στόματι δια-
φέρουσι καὶ ἐν τῷ σταθμῷ, ὅυτῷ
καὶ ἡ δύναμις διαφέρει πουλύ
ἑκάστου.

« Si les eaux diffèrent par la saveur
« et par le goût, elles ne diffèrent pas
« moins par leurs propriétés. »

(*Hippocrate*, traduction de LITTRÉ,
tome II, page 13.)

## PERPIGNAN

IMPRIMERIE ET LIBRAIRIE DE CHARLES LATROBE

1, Rue des Trois-Rois, 1.

———

1878

Perpignan, typographie Ch. LATROBE, rue des Trois-Rois.

# QUELQUES MOTS

# SUR LA STATION THERMALE

## DE MOLITG-LES-BAINS.

———⊱✶⊰———

La station thermale de Molitg, Molitg-les-Bains, est, sans contredit, la plus remarquable et la plus spéciale pour le traitement des affections si diverses, et généralement si rebelles de la peau et des nombreuses métastases qu'elles engendrent, sous tant de formes variées, mais exprimant toujours par leurs caractères la diathèse originelle, qu'un peu d'habitude et un tact exercé peuvent aisément reconnaître.

Les eaux de Molitg guérissent souvent les affections les plus rebelles, les plus invétérées, celles qui ont résisté à tous les traitements, et dans tous les cas soulagent toujours les malheureux malades qui en sont atteints.

On voit souvent arriver à Molitg des personnes qui ont fait, sans succès, plusieurs saisons dans d'autres stations spéciales, quitter celle-ci avec une guérison complète, après un mois de traitement.

La spécialité des eaux de Molitg, dont la réputation est depuis longtemps parfaitement établie, est incontestable et affirmée de plus en plus, tous les ans, par l'affluence toujours croissante de baigneurs venant de tous les coins de la France, de l'Europe et même des pays d'outre-mer demander le rétablissement de leur santé à ces eaux spéciales, douces, bienfaisantes et toujours efficaces.

Nous pourrions citer tels médecins des Facultés de Paris, de Montpellier, de Barcelone et de Madrid, qui, dans certains cas rebelles et considérés comme désespérés, ont conseillé Molitg à leurs clients, comme remède certain, alors que dans d'autres thermes spéciaux indiqués, le traitement avait complétement échoué.

Molitg est, comme nous l'avons dit avec la conviction de notre propre expérience et de celle de grand nombre de nos confrères, la station la plus spéciale et la plus remarquable, non-seulement de la chaîne des Pyrénées, mais de la France entière.

Notre intention n'est pas d'écrire un volume sur Molitg, sur ses eaux et leurs nombreuses applications, mais, simplement, puisque l'occasion nous en est fortuitement offerte, d'appeler, par quelques mots, sur cette importante station, l'attention des médecins et des malades, convaincu, en le faisant, que nous leur rendons un signalé service et que nous contribuons à faire connaître un des points de notre Département, si intéressant et malheureusement imparfaitement connu.

Nous renverrons, pour tous les détails que ne comporte point le but que nous avons, aux ouvrages de Carrère, de Marcé (1754); aux mémoires d'Anglada père (1783); à l'analyse des Eaux de Molitg de Julia Fontenelle (1820); aux savants ouvrages du professeur Anglada sur les Eaux minérales des Pyrénées-Orientales (1835); à la courte, mais bien précise notice de notre confrère M. le docteur Paul Massot, précédée des analyses de notre savant et regretté chimiste Dominique Bouis (1861); à la remarquable brochure publiée en 1868, par le docteur Picon, médecin inspecteur de la Station, qu'une longue pratique, une grande habitude de ces eaux, jointes à un tact médical délicat, à une intelligence exercée et à un jugement sûr, ont mis à même d'en apprécier, avec les propriétés modificatrices, l'incontestable spécialité pour le traitement des dermatoses et d'en diriger utilement les applications; aux notes de Barrère, à celles de notre meilleur praticien, le savant, si spirituel et si justement regretté Jean Massot, aux notes de Verdo, aux analyses de Roux, aux nombreuses observations enfin publiées par divers médecins recommandables, justement frappés des vertus certaines, des effets constants des eaux de Molitg, et qui consacrent leur grande puissance et leur incontestable efficacité, même dans les cas réputés désespérés.

La station de Molitg est située sur le 42e degré 38 secondes de latitude et 19 secondes à l'est du méridien de Paris, à 49 kilomètres de Perpignan, à 7 kilomètres de la Sous-Préfecture de Prades, chef-lieu du 3e arrondissement des Pyrénées-Orientales. On peut maintenant facilement arriver de Paris à Prades en dix-huit heures, en chemin de fer, par les lignes d'Orléans à Bordeaux, par celles du centre et par celles de Paris-Lyon-Méditerranée. Une très belle route départementale ombragée, sur tout son parcours, par de gigantesques platanes et par de magnifiques mûriers à haute futaie, vous y conduit en une heure à peine, dans d'élégantes voitures, ou plus modestement, dans de confortables omnibus qui attendent les voyageurs en gare à l'arrivée de tous les trains. Le village de Molitg, auquel cette station thermale doit son nom, se trouve à un kilomètre environ au-delà de celle-ci.

En partant de Prades pour se rendre à Molitg on s'engage, après avoir traversé la Tet sur le pont de Catllar et laissé à droite, sur la rive droite de cette rivière, la ville qui offre un riant panorama dont les cimes neigeuses du Canigou forment le fond, on s'engage, disons-nous, dans la gorge de la Castellane, par la pittoresque route de Catllar, qui alterne de l'un à l'autre bord du torrent qu'elle traverse par trois ponts, dont l'un est d'une seule arche monumentale et le troisième à trois arches remarquables par leur élégance et leur élévation. Catllar, que l'on rencontre à deux kilomètres environ de Prades, est coquettement bâti; ses maisons indiquent l'aisance de ses habitants, au nombre de 600 environ. La vue se repose agréablement sur les hauteurs voisines où l'on cultive la vigne, qui produit un vin léger excellent, et sur les plantations de mûriers qui servent à l'élevage des vers-à-soie, source de richesse pour ses habitants. On remarque tout près de Catllar plusieurs petites sources sulfureuses tièdes, dérivation du groupe de Molitg et conseillées dans certains cas.

En une demi-heure on peut atteindre le village de Molitg, qui compte 550 à 600 habitants et n'offre rien de bien intéressant. Il est bien assis sur un plateau en pente, et de sa terrasse, admirablement cultivée, on domine la gorge entière et le hameau des thermes que nous avons laissé à notre gauche, sur la rive gauche de la Castellane, à un kilomètre en-deçà de Molitg. Le plateau de Molitg est bien exposé, et au sud, ses cultures sont belles et variées ; il est dominé lui-même au nord par une haute montagne qui l'abrite contre les vents du nord-ouest et où l'on peut facilement aller voir huit monuments druidiques, dolmens et menhirs, assez bien conservés, restes intéressants des premiers âges.

De la terrasse, l'œil plane sur les gorges et les vallons d'alentour, où s'étagent, en gradins, les vignes, les figuiers, les oliviers au feuillage persistant et d'un vert grisâtre, contrastant avec le vert sombre des larges feuilles du figuier, les grenadiers sauvages aux fleurs d'un brillant écarlate, les genêts d'Espagne aux fleurs papillonnacées d'un jaune d'or, les térébinthes (pistachiers sauvages) aux fleurs fines et blanches, aux grains de corail et dont le feuillage élégamment découpé et d'un beau vert verni, parfois, est diapré de teintes rougeâtres, de reflets purpurins du plus bel effet, les aghaves aux hampes gigantesques, les raquettes (cactus) aux fleurs jaunes surmontant des fruits épineux, tantôt rouges, tantôt de couleur violette, arbres, arbustes et plantes des zones très tempérées, attestant d'une température relativement chaude et donnant, par leur présence, l'indice d'un climat très doux qu'il ne serait pas possible de rencontrer en dehors de ces conditions, à la même altitude, sous une latitude différente, avantage inappréciable, inhérent aux régions méridionales.

Du côté opposé, vers le sud des thermes, sur un rocher escarpé, inaccessible en apparence, véritable repaire des aigles, des gypaètes et des vautours qui y choisissent leurs aires, se dressent les ruines, imposantes encore, du château de Paracols, restes abandonnés de l'antique manoir des seigneurs de Molitg, que la légende indique comme berceau, au XIIe siècle, du célèbre troubadour Bérenger de Paracols.

Revenons à un kilomètre en arrière, aux thermes de Molitg,

objet principal de notre simple note, laissons à gauche le hameau des bains, s'étalant en maisons élégantes et confortables sur les deux côtés de la route, descendons à droite d'elle, par une pente raide mais adoucie par de larges gradins, à l'établissement de M. le docteur Edouard de Massia : à gauche son élégante habitation où nous reçûmes, mon savant ami le docteur Garrigou et moi, le plus confraternel et le plus gracieux accueil, en novembre 1877, dans une visite que nous fîmes à ces thermes pour en étudier les ressources et faire l'analyse de leurs eaux merveilleuses.

La maison du maître est précédée par une vaste terrasse garnie de bancs confortables et plantée, en quinconce, d'acacias parasols (Robinias) d'une très belle venue et dont l'ombre protectrice contre les ardeurs du soleil n'est nullement à dédaigner, nous le constatâmes, même en novembre ; ils étaient encore tout couverts de feuilles. Les étages supérieurs de cette habitation donnent accès dans de riants jardins contigus à de riches vergers, bientôt traversés par une gigantesque chaussée en construction, qui reliera directement, par une large avenue, la grande route à la terrasse des thermes, évitant aux baigneurs l'ennui d'une descente incommode pour s'y rendre, et la fatigue d'une pénible ascension pour les quitter ; elle permettra aux voitures de déposer les malades à la porte même des bains et des habitations qui en dépendent.

Cette avenue, amélioration importante et tout à fait indispensable, due à l'intelligente initiative du docteur de Massia, qui ne recule devant aucun sacrifice, est exécutée à ses frais : plantée des deux côtés d'arbres et d'arbustes à feuilles persistantes et à fleurs, elle constituera une délicieuse et agréable promenade, élevée au-dessus de la gorge, qu'elle dominera.

A droite de la maison du docteur, au bout de la terrasse, la maison de la poste, les thermes Lloupia, restaurés et considérablement agrandis ; à gauche, en descendant vers la Castellane, en dedans du Riell, les thermes Barrère, Mamet et Carrère, autrefois exploités par les propriétaires dont ils ont conservé les noms, bien que tous les bâtiments appartiennent aujourd'hui à M. le docteur de Massia, dont le père, intelligent et vénérable vieillard, naguère enlevé à l'affection de sa famille, comprenant toute l'amélioration qu'on pouvait leur faire subir en les réunissant sous une même administration, fit l'acquisition à diverses époques.

Les thermes de Molitg n'ont pas une origine bien ancienne : à l'époque où Bayen et Venell les visitèrent, par ordre du Roi, qui avait commis ces savants pour faire la statistique de toutes les sources d'eau minérale du Royaume (1754) ils furent accompagnés par Carrère ; il n'y avait alors à Molitg, dont la réputation ne dépassait pas la contrée, qu'un petit bassin de dimensions restreintes, creusé dans le roc et abrité par une simple voute. C'est dans ce réduit, que visitèrent nos savants, que les malades des environs venaient se plonger ; mais déjà Carrère avait fixé son attention sur les propriétés remarquables de ces eaux et avait appelé sur elles celle de l'autorité supérieure.

En 1785, M. Raymond de Saint-Sauveur, intendant de la province, homme d'initiative, aimant le progrès et s'intéressant à tout ce qui pouvait être utile, frappé de tout le bien que l'on disait des eaux de Molitg, M. de Saint-Sauveur, disons-nous, engagea M. le marquis de Lloupia, seigneur de Molitg et propriétaire de ses eaux, à construire un édifice où elles pourraient être convenablement utilisées. Le marquis se rendit à cette prière et bientôt un bâtiment s'éleva sur les bords du Riell où se trouvaient les sources Lloupia. Telle est l'origine des thermes de Molitg, qu'on peut faire remonter d'une manière certaine à 1785. 93 ans nous séparent donc à peine de l'origine première de ces thermes. Ils sont situés, avons-nous dit, sur les bords granitiques de la Castellane, tout près et en dedans du Riell, son confluent, dont les eaux, prenant naissance sur les pics les plus élevés, sont très rapides et très froides. Carrère, Barrère et Mamet, propriétaires de sources, comme le marquis, imitèrent bientôt son exemple et trois petits établissements furent successivement bâtis ; leur historique n'ayant pour nous actuellement aucune importance, nous nous contenterons de signaler leur existence pour nous occuper uniquement de l'établissement actuel, qui les a tous successivement englobés ; nous essayerons de le décrire tel qu'il est aujourd'hui, avec toutes les ressources dont on y dispose et en signalant les améliorations dont il est susceptible et qui sont en projet.

Il se compose de quatre grands corps de logis complétement refaits, régulièrement construits, et de nombreuses dépendances où se trouvent les galeries de bains et les douches ; nous croyons inutile de nous amuser à décrire l'habitation, nous contentant de dire qu'elle est spacieuse, que les appartements sont vastes, bien exposés, généralement bien aérés, bien meublés et convenablement tenus ; 250 baigneurs peuvent aisément se loger dans l'établissement, où ils trouvent, à des prix très modérés, une table d'hôte et un restaurant tenus par M. Marange et bien servis. Le hameau de Molitg-les-Bains où l'on trouve plusieurs hôtels confortables, entre autres les hôtels Laguerre, Auter et Marty, peut en loger tout autant. On peut donc dire avec raison que sous le rapport des ressources, Molitg ne laisse rien à désirer et que la vie y est facile.

Les thermes sont bâtis à 487 mètres d'altitude au-dessus du niveau de la mer (Jourdan, *Guide aux Pyrénées*) ; M. le docteur Picon, dans sa brochure, donne le chiffre de 450 m.; Roucoules inscrit dans sa carte 610 mètres pour le village de Molitg ; la carte de l'État-Major donne 520 mètres pour le hameau des thermes, à hauteur de la route, 607 mètres pour le village de Molitg, et d'après M. Laugier, membre du Bureau des Longitudes, le hameau des thermes est à 487 mètres. En groupant et comparant ces diverses données et tenant compte de l'élévation de la route au-dessus des bâtiments des thermes, nous estimons que l'on peut accepter pour leur altitude vraie le chiffre de 450, donné par le docteur Picon.

La station thermale de Molitg, autour de laquelle se sont groupées successivement, en peu d'années, grand nombre de constructions relativement importantes, constitue aujourd'hui un riant et confortable hameau, Molitg-les-Bains, situé au pied de la montagne de Molitg, protégé par elle contre les vents d'est et du nord-ouest. Les collines boisées qui bordent la Castellanc sur sa rive droite, au-dessous des thermes, empêchent les vents du sud de l'atteindre directement ; elle se trouve ainsi délivrée de leur lourde et énervante influence.

2

Les conditions d'altitude, de latitude et de situation qui lui sont propres, lui donnent, comme nous l'avons dit plus haut, un climat doux et tempéré, dont la végétation spéciale laisse au premier coup-d'œil deviner l'existence.

« Sa situation géographique, le degré moyen de son altitude (450. mètres), son influence climatérique, dit avec raison le docteur Picon, la stabilité de son atmosphère, si bien purifiée par les émanations de la forêt qui est à son opposite et de la plantureuse végétation de la colline, qui de la base des bains se déroule comme un pittoresque verger en amphithéâtre jusqu'aux abords du village de Molitg, tout cela réuni constitue un ensemble de circonstances hygiéniques et modificatrices, éminemment propres à venir en aide à la puissance médicatrice des eaux minérales de cette localité.

L'hiver dans cette station n'a pas de glace et par un contraste remarquable, la neige qui couronne, pendant la plus grande partie de cette saison, les hauteurs qui la dominent, n'arrive jusqu'à elle qu'à de rares intervalles, et même alors son apparition n'est que passagère et elle fond au fur et à mesure qu'elle touche le sol. Les chaleurs de l'été sont parfois intenses à l'époque de la canicule, mais jamais elles ne sont si difficiles à supporter qu'en plaine, parce que l'air est constamment purifié et rafraîchi par son passage à travers les forêts voisines, par le courant de la Castellane, qui traverse la vallée, par les sources nombreuses qui sourdent dans les environs et par la vaporisation des nappes d'eau employées à l'irrigation des prairies et des champs qui l'avoisinent. On peut même ajouter qu'à nulle autre époque qu'au milieu de l'été et pendant le règne des plus fortes chaleurs, on n'y respire un air aussi pur, aussi agréable, aussi rafraîchissant.

L'état sanitaire de la contrée qui domine la station thermale de Molitg est en général des plus satisfaisants : les habitants sont robustes et vigoureusement constitués » (Notice sur Molitg-les-Bains, 1868, par le docteur Picon, médecin-inspecteur de la station).

A tous ces avantages, dont l'importance ne saurait échapper, vient se joindre l'existence de sources minérales nombreuses et abondantes, se faisant jour à travers les fissures du granit,

leur roche congénère ; les vapeurs qu'elles laissent échapper
à leur émergence, en hiver surtout, alors que l'atmosphère
ambiante est refroidie, indiquent leur caractère thermal,
l'odeur sensible qu'elles répandent désigne leur nature. Les
eaux de Molitg, on peut le dire au premier abord, sont thermales, modérément chaudes ; elles sont sulfureuses; nous
verrons plus loin quelle est leur thermalité et dans quelle
classe des sulfureuses il convient de les ranger.

Elles émergent toutes, avons-nous dit, du granit qui constitue ici, comme au bord de toutes les sulfureuses pyrénéennes,
avec ses différentes variétés ou ses nombreuses dégénérescences, la roche caractéristique et principale : *la roche congénère.*
Le granit de Molitg est très beau, composé de feldspath parfaitement blanc, de quartz vitreux, à belles facettes et d'un mica
bronzé, à lamelles fréquemment hexagonales, le tout d'aspect
très homogène et à petits éléments ; il contient parfois des
taches noires de dimension et de forme variables : en les examinant à la loupe on reconnaît qu'elles sont formées d'une
infinité de paillettes de mica noir extrêmement rapprochées
et cimentées par du feldspath; d'autres fois, mais plus rarement,
on y rencontre des fragments irréguliers de schistes encastrés
dans la roche et enveloppés d'une bande quartzeuse ». Ces
mêmes phénomènes ont été observés dans les granits qui
constituent par larges et puissants blocs la presque totalité des
roches de Dorres, des Escaldes, d'Angoustrine, et dont la bande
s'étend par la forêt de Font-Romeu et la Llagonne jusqu'à
Mont-Louis et au-delà. (Voir à la vitrine de la collectivité des
Pyrénées-Orientales, pavillon des Eaux minérales à l'Exposition, la collection des échantillons de granit, reproduisant tous
les types.)

Cette collection est très variée et très complète; on y verra
les différentes espèces de granit que nous signalons; de très
beaux spécimens de la roche altérée ou décomposée par les
eaux thermales, avec dépôts, comme à Amélie-les-Bains (gros
Escaldadou), et au Vernet (source du Vaporarium), d'une
matière semblable au stuc et formant sur la superficie de la
roche primitive un enduit luisant, blanc jaunâtre et d'aspect
verni; des granits colorés, ou mieux teintés en rouge, violet,

brun ou bistre, comme à Molitg, Graus de Canaveilles, Graus de Thuès Saint-Thomas, bains de Dorres, les Escaldes. Cette coloration singulière, qui frappe, ne constitue pas une altération de la roche, mais une simple teinte formée par le dépôt des glairines, qui, comme l'a fort bien observé M. Léon Soubeiran, prennent, selon leur espèce, ces couleurs au contact de l'air. Aux Escaldes, à la source nº 5, Sainte-Lucie, le granit est recouvert de fins cristaux de tourmaline du plus bel effet. A Reynès, la roche sur laquelle coule la remarquable source thermale simple (Beu-Calde) est colorée par un dépôt violet, très foncé ; elle n'est cependant pas sulfureuse, nous l'avons maintes fois constaté, et en mars dernier encore, par des essais sulfuro-métriques demeurés toujours sans résultat. Nous avons recueilli nous-même, sur place, tous les échantillons de roches, pour la classification et la détermination desquelles, dans les cas douteux, nous avons eu recours à la bienveillante obligeance de MM. le docteur Garrigou et l'ingénieur Wikersheimer, notre collaborateur à l'Exposition.

« Un peu plus loin, sur la route de Prades, on voit le mica disparaître peu à peu et le granit passer à une pegmatite très blanche et à pâte très fine où domine le quartz. Le granit semble formé de fragments de roches superposés ; cet aspect tient à la décomposition, par les intempéries de l'air, des parties les moins quartzeuses et les plus micacées ; il est parcouru en outre par de nombreux filons de quartz blanc ou blanc bleuâtre d'une ténacité extrême. On voit plus loin la pegmatite passer au schiste insensiblement, avec l'aspect parfaitement stratifié. Le même fragment, détaché au marteau, est à la fois granitique et schisteux, au point qu'il est difficile de dire où commence le granit et où finit le schiste. Le schiste est lui-même très feldspathique dans le voisinage du granit et conserve ce caractère sur plusieurs centaines de mètres. En examinant le schiste à la loupe, on voit que sa couleur foncée est due à l'accumulation de paillettes de mica, fortement agglutinées, absolument comme dans les rognons qui ont été observés dans le granit à Molitg et dans ses environs, variant de dimension et de forme, de couleur noire, grise ou bronzée et qui sont formés par une matière analogue.

Il n'a pas été possible de déterminer la nature de la cassure
qui a donné lieu à l'émergence des eaux de Molitg (M. Wikersheimer, ingénieur au corps des mines, mémoire inédit ;
vitrine de l'exposition des eaux minérales de France 1878,
collectivité des Pyrénées-Orientales, par MM. Companyo et
Wikersheimer). »

Dans la course rapide que nous fîmes à Molitg et dans tout
le département, au point de vue de la visite de toutes nos stations thermales, avec M. le docteur Garrigou, en novembre et
décembre 1877, nous avons fait les mêmes observations que
le jeune et savant ingénieur des Mines. Il est impossible de
traverser les régions granitiques sans remarquer ces phénomènes, qu'il signale avec un si minutieux et si classique
détail. Nous avons constaté la rigoureuse exactitude de ses
judicieuses et très complètes appréciations et, comme lui, pour
le moment, nous avons dû renoncer à déterminer la nature
de la cassure qui a permis aux eaux thermales d'émerger et
la direction ou orientation de cette faille, due probablement
au même phénomène qui a donné issue aux eaux du Vernet.

Les eaux de Molitg sont thermales, chaudes, avons-nous dit,
les vapeurs qu'elles dégagent en grande abondance, en hiver
surtout (1), le prouvent. Elles sont sulfureuses, l'odeur qui
s'en exhale ne laisse à l'esprit aucun doute ; leur température
varie de 37°80 à 25°, selon la source que l'on interroge. (Exposition spéciale des eaux minérales Françaises, collectivité des
Pyrénées-Orientales, tableaux officiels des établissements
thermaux, d'après les notes de MM. les médecins inspecteurs
et nos propres observations, par le docteur L. Companyo).
Elles sont incolores, très limpides, ne se troublent pas à l'air,
produisent sur la peau une impression d'onctuosité douce
comme savonneuse, qui a fait donner aux bains de Molitg la
qualification de bains de délices.

(1) Carrère avait émis l'opinion, d'après cette observation, que ces
eaux étaient plus chaudes l'hiver que l'été, ce qui n'est pas vrai : cette
opinion de Carrère, que rien ne justifie, est tout simplement l'interpré-
tation erronée du phénomène remarqué d'une plus grande abondance de
vapeurs autour des sources en hiver qu'en été.

Ce principe onctueux, dû évidemment à une matière organique qui échappe à l'analyse, seconde sans aucun doute
l'action curative du principe sulfureux, ce qui explique l'effet
thérapeutique vraiment surprenant dont jouissent ces eaux, et
leur supériorité particulière dans le traitement des maladies
de la peau. Elles déposent beaucoup de glairine, onctueuse
au toucher, et ayant l'aspect et la transparence de la gélatine.
Dans l'une des sources on remarque, comme à Canaveilles, à
Thuès, à Saint-Thomas, aux Escaldes, à Amélie, au Vernet et
presque partout, des dépôts colorés en jaune, en rouge vif et
brun, coloration qui frappe et est due simplement à la présence de conferves particulières à ces eaux, déterminées et
classées dans le remarquable travail de M. J.-L. Soubeiran.
(*Essai sur la matière organique des sources sulfureuses
des Pyrénées*, Journal de Pharmacie et de Chimie, 17e année,
tome 33, 1858, mars, avril, juin et juillet.)

Les eaux de Molitg sont sulfureuses, l'analyse indicative
d'Anglada les fait ranger dans les sulfurées sodiques. Le principe sulfureux, dit ce maître, dont nous donnerons l'analyse
de précision, y est très fixe. Carrère avait déjà constaté la
persistance de l'élément sulfureux et avait fait part, en 1754, à
Bayen et Vénel, pendant leur mission, de cette observation
importante, en leur soumettant, à l'appui de son assertion, des
bouteilles d'eau de Molitg conservées dans son cabinet depuis
plus d'un an · elle avait gardé tous ses caractères. Nous-même
avons conservé de l'eau de Molitg à la suite d'un voyage
d'exploration, en 1854, et nous avons pu remarquer qu'elle
ne s'altérait qu'à la longue, lorsqu'elle était recueillie avec
précaution et bouchée immédiatement.

Lors de notre visite aux thermes de Molitg avec le docteur
Garrigou, nous constatâmes aussi la fixité très grande du
principe sulfureux de ces eaux, qui tient à sa nature. Cette
fixité constitue pour les eaux de Molitg une qualité précieuse,
dont il faut tenir grand compte car elle est d'une importance
majeure.

L'odeur exhalée par les eaux de Molitg, dit encore Anglada,
est celle des œufs durcis, chauds, et non, comme on l'a dit à
tort, celle des œufs couvés, qu'elles prennent seulement à la

longue, par le dégagement de l'acyde hydrosulfurique qu'elles contiennent en réalité et qui se développe par l'action prolongée de l'air sur l'hydrosulfate, qui constitue un de leurs principes dominants; il constate encore, avec l'absence complète de chaux, l'existence d'un carbonate alcalin. L'analyse de précision nous fera voir que c'est un carbonate de soude; nous sommes donc fondé à ranger les eaux qui nous occupent dans la classe des eaux thermales sulfurées sodiques.

Leur pesanteur spécifique, comme du reste, et cela se comprend, pour toutes les eaux qui émergent du granit, diffère d'une petite quantité de celle de l'eau distillée. Anglada dans ses expériences a constaté qu'un volume d'eau minérale de Molitg, dans un flacon bouché à l'émeri et ramené à la température de l'atmosphère, pesait 319 grammes 285, alors que le même volume d'eau distillée pesait 319 gr., 221; différence insignifiante qui permet d'établir sa pesanteur spécifique à 1,00022.

Si l'on recueille de l'eau de Molitg dans une carafe ou dans un verre, on voit bientôt de nombreuses bulles s'élever à travers le liquide et venir éclater à la surface; lorsqu'on aborde ces sources, on voit se produire le même phénomène, mais avec des proportions plus fortes. Si on se plonge dans une baignoire, le même dégagement de bulles a lieu et produit le long du dos une sensation de chatouillement étrange, qu'il ne faut pas confondre avec l'onctuosité naturelle de ces eaux. Le corps se recouvre de petites bulles et a l'aspect perlé : ces bulles sont formées par un gaz particulier, d'après les observations d'Anglada, aux eaux sulfureuses.

Ce phénomène, qui l'avait frappé déjà· et qu'il vit se reproduire aux eaux de Llo et à celles des Escaldes, fixa, dans cette dernière localité, son attention, par sa reproduction constante dans les eaux sulfureuses. Il en détermina la nature par une expérience directe et simple, en recueillant le gaz dans un ballon : il constata que c'était de l'azote. Répétée à Molitg, l'épreuve confirma les essais faits à Llo et aux Escaldes, pour déterminer la nature du gaz qui se dégage en abondance de nos sulfureuses et permit d'établir ce dégagement comme caractère constant de ces eaux.

Les eaux de Molitg, sulfureuses, sulfurées sodiques, émergent toutes des terrains primitifs. Elles sont remarquables par leur limpidité, leur transparence, leur odeur légèrement hépatique, leur faible saveur, leur légèreté, leur grande onctuosité et leur thermalité modérée, qui constitue l'une de leurs qualités essentielles, en permettant de les employer sans réfrigération, ce qui serait nuisible, et sans mélange, avantage des plus précieux. Les sources à Molitg sont nombreuses : nous en signalons 10, d'après le tableau officiel que nous en avons dressé pour l'Exposition, et qu'au besoin on peut consulter. Ces dix sources, dont les volumes réunis constituent une énorme ressource qui permet de faire face aux besoins les plus grands, alimentent l'établissement thermal de Molitg.

## TABLEAU DES SOURCES

### Utilisées dans l'établissement thermal de Molitg.

| Nos d'ordre. | NOMS DES SOURCES. | TEMPÉRA- TURE. | DEBIT journalier. | USAGE OU EMPLOI. |
|---|---|---|---|---|
| | | | LITRES. | |
| 1 | Source Lloupia No 1. | 37°8 | 115.200 | Bains et douches. |
| 2 | Source Lloupia No 2. | 35° | 89.500 | Bains. |
| 3 | Source Lloupia No 3. | 32° | 85.000 | Buvette. |
| 4 | Source Mamet No 1. | 37° | 64.000 | Bains. |
| 5 | Source Mamet No 2. | 36° | 28.800 | Douches. |
| 6 | Source Castellane.. | 26° | 10.000 | Buvette. |
| 7 | Source Riell .... . | 25° | 10.000 | Buvette. |
| 8 | Source Coupes .... | 30° | 27.000 | Buvette. |
| 9 | Source Paracols.... | 31° | 28.000 | Buvette. |
| 10 | Source Barrère .... | 32° | 28.000 | Bains et douches. |
| | Température de 37°8 à 25°. | | 485.500 | |

On dispose donc à l'établissement de Molitg de dix sources employées en bains, douches et buvettes, d'un débit journalier moyen de 485.500 litres d'eau minérale, quantité certainement suffisante et qui pourra permettre de grandes et utiles améliorations dans ces thermes.

Sur ces dix sources, deux sont utilisées en bains et douches, deux en bains, les six autres servent aux buvettes. L'établissement comporte différentes galeries comprenant quarante baignoires en marbre blanc; chacune des galeries est alimentée par une source particulière, ce qui rend le traitement commode puisqu'il suffit d'indiquer le nom de la galerie et le numéro du cabinet, pour modifier le traitement, le rendre plus actif ou plus doux. On y trouve deux cabinets de douches avec trois douches qui laissent un peu à désirer, mais sont cependant suffisantes ; une salle de pulvérisation, une salle d'inhalation et une salle d'hydrothérapie, dont les douches sont alimentées par l'eau très froide du Riell avec une pression suffisante. Comme l'on voit le système balnéaire est assez complet et permet de remplir convenablement toutes les indications.

M. le docteur Édouard de Massia, propriétaire actuel des thermes de Molitg, comprenant parfaitement toute l'importance de sa station spéciale, et voulant mettre son établissement à la hauteur des progrès de la science hydrologique et de ses nombreuses applications, se propose d'en augmenter progressivement et dans un bref délai, considérablement les ressources, en construisant des piscines et un vaporarium ; aux baignoires de marbre s'adjoindront des baignoires en fonte émaillée, à angles arrondis, d'un entretien, en raison de leur forme et de leur composition, beaucoup plus facile et plus rapide, ce qui, toujours, est on ne peut plus important. Une nouvelle salle de douches, très complète et pouvant suffire à toutes les indications, sera installée. Douches ascendantes, tombantes, circulaires, directes, en pluie, en jet alternant du froid au chaud, à volonté et selon les besoins, avec pressions variées et d'une manœuvre facile, par le jeu combiné de différents robinets. Un cabinet spécial pour les dames sera créé, avec baignoires de siège, à hydro-mélangeur, colonne de

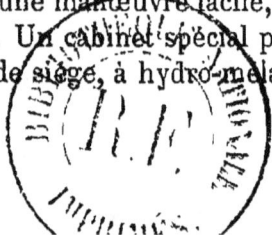

distribution et douches lombaires, vaginales et utérines, fonc-
tionnant aisément par de simples robinets, faciles à manœuvrer,
sans avoir besoin de recourir à la baigneuse. Les baignoires
seront munies de speculums en porcelaine fine, percillés de
trous, pour faciliter le bain interne, dont l'importance n'a pas
besoin d'être signalée pour le traitement des maladies des
organes génito-urinaires, se liant si souvent aux affections
herpétiques. Le cabinet de pulvérisation sera augmenté de
quelques appareils nouveaux, complets, avec douches de toute
forme, de toute espèce, et répondant à tous les besoins (1).

Dans peu de temps, cet établissement, très complet déjà, ne
laissera, sous l'impulsion et la direction de son propriétaire,
rien à désirer et permettra de remplir toutes les indications
médicales ; ajoutons qu'une douche en pluie, à température
moyenne et à pression très modérée, doit être créée, pour
pouvoir, dans certains cas de dermatoses, doucher légèrement,
pendant ou après le bain, les parties atteintes.

Les eaux sont prises à Molitg, comme dans la plupart des
autres établissements, en bains, demi-bains, bains de pieds,
lavements et douches ; on les prend aussi en boisson, et, ici
surtout, ce mode d'administration de l'eau constitue une partie
essentielle et très importante du traitement.

Les bains, autant que possible, doivent être pris dans la
matinée, avant le repas, ou dans la soirée, quand la digestion
est faite. La température des eaux de Molitg permet de prendre
les bains sans réfrigération et c'est un de leurs grands avantages, les baignoires étant disposées de telle façon que l'eau
leur arrive sans déperdition de chaleur, avec toute son onctuosité et sans perte aucune de ses principes minéralisateurs,
dont la fixité est du reste, nous l'avons dit, très remarquable.
C'est à ces conditions exceptionnelles et à leur vertu spéciale,

(1) On comprendra sans peine la grande importance de cette amélioration, qui permettra, avec des appareils perfectionnés et complets, une
eau d'une température douce, d'une minéralisation modérée, mais à
principe *très fixe*, de traiter, sous un climat auquel on n'a rien à repro-
cher, toutes les affections que l'on traite à Cauterets, sous un ciel le plus
souvent pluvieux et un climat généralement froid et humide.

constatée par l'observation, qu'est due leur action spécifique dans toutes les maladies, de quelque nature qu'elles soient, de la peau. La durée du bain ne peut pas être déterminée d'une manière précise et doit être subordonnée à diverses circonstances dont il faut tenir compte : l'état, le tempérament, la susceptibilité nerveuse du baigneur et la nature de la maladie, sauf certaines exceptions que le médecin, chargé de la direction du traitement, peut seul apprécier; mais en général elle ne doit pas dépasser une demi heure à trois quarts d'heure; les bains de siége ou demi-bains seront pris dans les mêmes conditions par les personnes faibles ou trop facilement irritables, ou dans des cas spéciaux ; quant aux bains de pieds, on n'y aura généralement recours que dans des cas exceptionnels indiqués, ou encore pour combattre, après le bain général, les irruptions congestives accidentelles vers la tête, produites par l'excitation du bain, quoique ce cas soit on ne peut plus rare à Molitg, vu la température peu élevée de la source la plus chaude (Lloupia n° 1, 37°8).

On les prend en lavements, mais ce mode d'administration est tout à fait exceptionnel et on ne doit y avoir recours que sur l'indication du médecin traitant, dans le cas où ces eaux ne peuvent, par suite de la suceptibilité trop grande de l'estomac, être supportées en boisson, et dans certains cas de maladies chroniques des viscères abdominaux, comme adjuvant du traitement général par les bains, l'effet de ce mode d'administration de l'eau étant de mettre en contact direct avec les viscères abdominaux ses principes minéralisateurs en les faisant absorber par le système de la veine porte ; dans ce cas c'est par demi ou quart de lavement qu'il faut procéder et engager le malade à le conserver le plus longtemps possible. Les affections cutanées choisissent souvent comme siége la face, les oreilles, le nez, le cuir chevelu ; de simples lavages, des ablutions sont insuffisants et il devient difficile d'obtenir des eaux tous leurs effets par ce contact passager et inconstant, quelle qu'en soit la répétition. L'appareil, aussi simple qu'ingénieux de M. Lacroix, chef de bataillon du génie, attaché autrefois à l'établissement militaire thermal d'Amélie, permet aux malades de plonger impunément dans une baignoire, au fond d'une piscine, pendant un assez long temps et sans aucune fatigue. Les expériences faites à ce sujet par les médecins militaires de cette importante station, constatent les succès de cette innovation balnéaire dont l'application est précieuse surtout à Molitg.

Le traitement par les eaux de Molitg se complète par l'eau prise en boisson et l'on peut dire qu'ici il est indispensable d'y avoir recours, à moins de circonstances particulières dont jugera le médecin traitant. Six sources sont utilisées en buvette, leur température est à peu près la même ; sous ce rapport donc aucune difficulté ; il en est de même pour leur composition chimique qui varie fort peu. Il est de règle que dans un groupe de sources, la source la plus élevée en température, qui représente le plus fidèlement le réservoir d'où toutes émanent, est aussi celle où les éléments minéralisateurs sont le mieux représentés ; c'est la source type, c'est à elle que l'on s'adresse de préférence pour les analyses sulfurométriques et de précision. Les autres ne sont que des dérivations de la première, perdant souvent quelques degrés de calorique dans le trajet qu'elles sont forcées de parcourir, en même temps qu'elles peuvent, au contact des terrains ou des roches qu'elles traversent, perdre de leurs principes ou en acquérir de nouveaux, ce qu'il est utile de constater. Cependant, à notre avis, c'est à la source Lloupia nº 3, qui est peu sensiblement moins chaude que la source nº 1, qu'il convient d'avoir recours. Les quatre autres, Castellane, Riell, Coupes et Paracols, peuvent bien être employées aussi, mais, si la première est supportée, ce qui a toujours lieu à moins de circonstances particulières, c'est elle que l'on doit faire prendre. Quelle est la dose à laquelle il convient de prendre les eaux à Molitg ? Il sera prudent, bien que ces eaux soient, comme nous l'avons vu, très légères, de débuter par un demi verre matin et soir, en augmentant progressivement sans dépasser la dose de quatre verres par jour, bien que quelques personnes, sans raison plausible et sans indication médicale, abusant quelquefois de la tolérance d'un estomac complaisant, en prennent un bien plus grand nombre. L'eau sera prise seule, coupée avec du lait ou additionnée d'un sirop qui en dissimule le goût, le matin à jeun ou pendant la durée du bain, dans la journée entre les repas, la digestion étant faite. L'effet de l'eau est d'augmenter les urines, son ingestion, combinée à l'action du bain, produit quelquefois, mais rarement, une excitation un peu forte dont il ne faut pas s'effrayer, mais dont il convient de rendre le médecin traitant juge en le consultant, car il ne faut pas croire que les eaux minérales, quelque petite que soit la quantité d'éléments minéralisateurs qu'elles contiennent, soient impunément et sans effet mises en contact avec notre organisme si complexe, si impressionable et si délicat. Le médecin appréciera, suspendra ou modifiera le traitement, et, selon le cas, prescrira une autre source.

Nombre de malades à Molitg, comme dans beauceup d'autres stations, ont perdu les bons effets de leur traitement pour avoir voulu se soustraire à cette formalité, à cette précaution dirons-nous mieux, qui, dans tous les cas, avec sa grande utilité, rentre dans les règles des convenances; qui, mieux que le médecin, en effet, à qui la station est confiée, peut diriger le traitement et donner des indications utiles pour l'emploi des eaux dont il fait son étude et qu'il a l'habitude de manier (1) ?

Parlerons-nous des douches ? Nous les croyons très utiles dans beaucoup de cas, en dehors des maladies généralement traitées à Molitg et dans ces maladies mêmes, aussi applau-

(1) Les eaux de Molitg, en raison de leur composition, de leur faible minéralisation et de leur température, sont prescrites avec succès dans les bronchites chroniques, les catarrhes et même dans quelques cas de phthisie ; mais ici il convient, malgré leur douceur, de les prescrire à très petites doses et d'en surveiller attentivement l'emploi, de crainte qu'il ne se produise une excitation trop forte, qui pourrait amener une congestion, facilement suivie d'une hémoptysie et d'une aggravation dans l'état du malade. Dans les cas dont il est question, l'eau est avantageusement prise, comme nous l'avons indiqué, coupée avec du lait ou un sirop pectoral. De tout temps les eaux de Molitg, comme celles de Catllar et celles de Nossa, qui n'en sont très probablement que des dérivations, ont été conseillées contre les affections chroniques des organes thoraciques par les médecins du pays.

dirons-nous au projet de M. de Massia de créer à Molitg une douche spéciale, en pluie très fine, à pression très modérée et d'un très large diamètre. Ce moyen, nous en sommes convaincu, sera d'un grand secours et complétera le traitement par son action directe dont il est facile de comprendre, avec l'importance et l'utilité, les bons effets.

Les glaires et les boues de Molitg, que l'on peut recueillir, les premières en très grande abondance dans le réservoir de la source Lloupia n° 1; les secondes, aux abords des autres sources, sont souvent utilement employées en topiques et en cataplasmes, seules ou combinées avec la farine de lin ou la mie de pain, dans certains cas d'ulcères, d'engorgements lymphatiques, de plaies fistuleuses ou autres, de foulures et de dartres.

Les eaux de Molitg, avons-nous dit dès le début de notre note, sont spéciales, d'une spécialité reconnue pour le traitement, avec succès, de toutes les formes des affections herpétiques; l'expérience a consacré et justifié cette affirmation. Ce sont aussi les malades atteints de ces affections qui se rendent et que les médecins envoient en plus grand nombre à Molitg pour des eczéma, des impétigo, des lupus, des acnés, des favus, des ichthyoses, et en général pour toutes les expressions, quelque graves et repoussantes qu'elles soient, de la diathèse dartreuse et de ses nombreuses dégénérescences, résultant de traitements imparfaits, incomplets, mal suivis, parfois aussi mal conçus. L'herpétisme a des expressions qui se traduisent sur tous nos organes, il est parfois imprudent de chercher à les supprimer, à les faire disparaître d'une manière brusque et trop radicale, car elles se reproduisent alors et vont atteindre sous d'autres formes, souvent difficiles à reconnaître, des organes importants et produire de très fâcheux effets. Tel malade atteint de dartres à la face, aux mains, et par cela même objet de répulsion, cherche, par tous les moyens, une guérison prompte, il frappe à toutes les portes pour se débarrasser d'un mal importun et cause de dégoût : les moyens les plus héroïques, le plus souvent irrationnels sont employés, il a recours à l'empirisme, le mal disparaît, mais pour se reproduire ailleurs sous une forme différente, souvent plus hideuse, mais toujours plus difficile à reconnaître et souvent à combattre. Précédées d'un traitement rationnel, les eaux de Molitg auraient eu raison dans ces cas de la maladie, et c'est encore à elles et surtout à elles qu'il convient d'avoir recours pour triompher, après un traitement bien combiné et rigoureusement suivi, de cette fàcheuse dégénérescence. L'observation à Molitg, comme partout, a devancé les faits et consacré l'efficacité et la spécialité de ses eaux ; mais l'analyse clinique, établie par l'expérience et par les nombreuses observations de médecins instruits, observateurs consciencieux et sous tous les rapports dignes de foi, est complétée par les tableaux d'analyses minutieuses, rigoureuses, sérieuses et consciencieusement faites aussi. Elles aident la confiance en la raisonnant et l'empêchant de s'égarer en se généralisant d'une manière irréfléchie, car comme l'a fort bien dit Béchamp dans sa remarquable brochure sur les eaux du Boulou, 1869, et comme, d'après lui, nous l'avons nous-même répété dans notre note (simple mot sur les eaux minérales du département des Pyrénées-Orientales et sur l'urgente nécessité d'une nouvelle analyse, 9 juillet 1877) il ne faut pas que l'on puisse dire d'une source : elle me guérit, cela me suffit ; il faut que l'on puisse donner l'explication rigoureuse, la raison véritable de la cure, car l'esprit ne peut pas aujourd'hui se satisfaire d'une simple routine empirique basée uniquement sur la simple observation clinique.

Nous n'avons jusqu'ici parlé que des propriétés spéciales, des vertus, nous pouvons le dire, héroïques des eaux de Molitg ; mais il ne faudrait pas croire que, dans ces thermes, il ne soit possible de traiter que des affections cutanées. Comme dans tous les établissements où l'on utilise des eaux sulfureuses, on traite aussi à Molitg toutes les affections diverses qui sont susceptibles d'être modifiées et même guéries par leur emploi, comme les affections du système lymphatique, engorgements strumeux, scrofules, tumeurs blanches, celles des articulations, ankyloses, arthrites, quelle que soit leur nature, affections rhumatismales générales ou partielles, plaies fistuleuses résultant de fractures ou de nécroses, plaies d'armes de guerre, leucorrhées, engorgements utérins, catarrhes de vessie, engorgements de la prostate, gravelle, etc. M. le docteur Picon, observateur consciencieux et digne de foi, ajoute même que les accidents syphilitiques consécutifs sont infailliblement modifiés et le plus souvent dissipés par leur usage, lorsqu'on a eu soin de faire subir à l'individu atteint un traitement anti-syphilitique rationnel avant de l'envoyer aux eaux. Nous nous rangeons sans peine à l'opinion émise par notre docte et estimé confrère, car il résulte de notre propre expérience qu'à Amélie-les-Bains et aux Escaldes les mêmes résultats peuvent être obtenus pour la guérison rapide des accidents secondaires et tertiaires, en combinant le traitement anti-syphilitique au traitement thermal.

La saison, à la station de Molitg, dure du 1er mai au 15 novembre. L'établissement, cependant, reçoit. et avec raison, des malades toute l'année. M. le docteur Picon, dans son remarquable travail, dit qu'en s'entourant de précautions, en ayant soin de se couvrir au sortir du bain, on peut faire usage des eaux, même pendant l'hiver. Les conditions dans lesquelles se trouve la station de Molitg peuvent permettre de suivre le traitement toute l'année, et si l'on a dit que le printemps et l'été sont les saisons les plus favorables, nous pensons, sans vouloir cependant blesser une opinion avancée par de nombreux confrères, qu'on peut ne pas s'y ranger d'une manière absolue; car l'hiver, contrairement aux idées généralement acceptées, est, dit M. Devergie, passé maître en pareille matière, la saison la plus favorable pour le traitement des maladies cutanées. Pour détruire cette·manière de voir si fausse, il faut chercher, dit encore M. Devergie (*Traité pratique des maladies de la peau,* chapitre de la saison de l'année où la curabilité des maladies de la peau est plus facile, page 143 et suivantes), il faut chercher à faire comprendre que le malade est placé dans de bien meilleures conditions, au point de vue thérapeutique, en hiver qu'en été. La conséquence à déduire, c'est que si, en hiver, la peau étant malade, on la fait fonctionner d'autant plus que la température est plus basse, et ce au moyen des bains sulfureux, des bains de vapeur, des bains russes, on produira un résultat d'autant plus puissant qu'à cette époque de l'année la peau ne secrète pas.

Le résultat d'une grande sudation en été, c'est un excès de sensibilité de la peau ; en hiver, au contraire, la peau, ferme, moins irritable, supporte une application de moyens externes bien plus variée, sans s'irriter, et par conséquent le médecin trouve à sa disposition plus d'agents externes en hiver et il peut les employer d'une manière plus soutenue qu'en été : de là de nombreuses ressources.

De tous les moyens, le plus puissant, le plus héroïque, à notre avis, sont les bains sulfureux et l'eau sulfureuse en boisson. Inutile de dire que l'un et l'autre seront bien mieux et bien plus longtemps supportés en hiver qu'en été, et que dans cette saison si l'excitation produite par le bain ou par l'eau en boisson est trop forte, ce qui est rare cependant, il sera facile d'opérer une dérivation par les laxatifs ou les purgatifs sur le tube intestinal, tandis qu'en été les purgations sont plus difficilement supportées ; on est privé de ce moyen dont il ne faut user qu'avec réserve, une très grande prudence, en en surveillant toujours très attentivement l'emploi. Les conditions d'altitude moyenne, de latitude méridionale et de température sont telles, avons-nous vu, aux thermes de Molitg, qu'on peut, comme dans beaucoup d'autres stations, y faire pendant l'hiver, sans inconvénient, un traitement, nous dirons mieux, nous inspirant de l'opinion de M. Devergie, avec plus d'avantage.

Il ne nous reste maintenant pour compléter notre simple aperçu sans prétention aucune et dont nous sommes loin de nous dissimuler les nombreuses imperfections, qu'à donner le tableau des analyses de ces eaux que notre but, en prenant la plume, était de contribuer à faire connaître. Nous commencerons par les analyses de précision de notre immortel Anglada, considérant comme un devoir de rendre hommage à notre savant maître dont le travail, pour être déjà ancien, n'en est pas moins précis et utile à consulter. Nous donnerons ensuite les analyses sulfuro-métriques que nous fîmes nous-même sur place avec notre savant et digne ami le docteur Félix Garrigou, en inscrivant en regard le dosage comparatif du soufre par la pesée directe, travail minutieux, difficile et important exécuté par ses soins dans son complet laboratoire de Toulouse sur 200 litres d'eau minérale et dont la proportion a été calculée pour 1 litre. Dans ce travail, dont on comprend facilement l'importance sérieuse en opérant sur de pareilles quantités, les résultats sont remarquables, et le savant chimiste Ariégois a consigné des observations très curieuses que nous reproduisons. Nous terminerons enfin par les analyses de précision ou quantitatives de trois des principales sources de Molitg n° 1 Lloupia (n° 1), n° 10 Barrère, n° 4 Mamet (n° 1) faites encore par M. Garrigou, sur nos instances et à la prière de M. le docteur de Massia qui a compris, s'inspirant de la pensée de Béchamp, modestement mais avec insistance reproduite dans notre brochure de juillet 18/7, combien il importait, vu les progrès rapides et immenses de la chimie, de refaire à nouveau, avec les données nouvelles de la science analytique, les analyses de nos sources minérales, tout au moins des principales.

Son exemple, espérons-le, aura de nombreux imitateurs ; nous nous en réjouirons pour notre pays dont la richesse thermale est immense et très variée ; elle est utilisée dans quatorze établissements, dont quelques-uns, très importants, méritent d'être mieux connus. C'est pour faire connaître les analyses de notre estimé confrère et pour mettre en relief, comme elles le méritent, les ressources précieuses de la station de Molitg-les-Bains, que nous avons pris la plume. Heureux si nous avons atteint le but qui nous inspirait : être utile à notre cher Roussillon en venant en aide à nos confrères, en leur signalant une station trop peu connue, méritant cependant tant de l'être, et à nos semblables en leur désignant les thermes où ils trouveront le remède infaillible pour se délivrer de l'une des infirmités les plus désagréables qui atteignent l'espèce humaine.

## ANALYSES D'ANGLADA

*(Traité des Eaux minérales du département des Pyrénées-Orientales,*
tome I, page 295).

Anglada a opéré sur un peu plus de 23 litres d'eau de la
source Lloupia et a obtenu, par l'évaporation, 4ᵍ,354 de matières
fixes, qui ont été reconnues se composer des produits suivants :

Grammes.

|  |  |  |  |
|---|---|---|---|
| Glairine | l'ortion soluble à l'alcool | 0.016 | |
| | Portion soluble à l'eau | 0.043 | 0.169 |
| | Portion insoluble | 0.110 | |
| Carbonate de soude | | | 1.677 |
| Carbonate de potasse | | | 0.279 |
| Sulfate de soude | | | 0.729 |
| Chlorure de sodium | | | 0.391 |
| Silice | | | 0.958 |
| Sulfate de chaux | | | 0.031 |
| Carbonate de chaux | | | 0.044 |
| Carbonate de magnésie | | | 0.004 |
| Oxide de fer | | | traces |
| Pertes | | | 0.071 |
| Total | | | 4.353 |

*Composition de l'eau de Molitg, source Llupia Nº 1,*
*par litre ou 1.000 centimètres cubes.*

Grammes.

| | |
|---|---|
| Glairine | 0.0073 |
| Hydrosulfate de soude cristallisé | 0.0436 |
| Carbonate de soude | 0.0715 |
| Carbonate de potasse | 0.0119 |
| Sulfate de soude (après correction) | 0.0111 |
| Chlorure de sodium | 0.0168 |
| Silice | 0.0411 |
| Sulfate de chaux | 0.0013 |
| Carbonate de chaux | 0.0023 |
| Carbonate de magnésie | 0.0002 |
| Perte | 0.0030 |
| Total | 0.2101 |

Anglada, dans cette analyse de précision, ne tient aucun
compte de la présence des sels de fer, trouvés par traces dans

| ANALYSES SULFUROMÉTRIQUES PAR MM. LES DOCTEURS GARRIGOU ET COMPANYO, FAITES LE 20 NOVEMBRE 1877. | | | | | | Laboratoire de M. le Docteur Garrigou. |
|---|---|---|---|---|---|---|
| NUMÉROS ET NOMS DES SOURCES. | TEMPÉRATURE. | SOUFRE | | MONOSULFURE DE SODIUM | | DOSAGE DU SOUFRE par la pesée directe rapportée à 1 litre. |
| | | avant l'addition de chlorure de barium. | après l'addition de chlorure de barium. | avant l'addition de chlorure de barium. | après l'addition de chlorure de barium. | |
| 1. — Source Lloupia Nº 1. | 37°72 | 0.0067 | 0.0060 | 0.0163 | 0.0148 | 0.0063 |
| 10. -- Source Barrère .... | 32° | 0.0033 | 0.0024 | 0.0089 | 0.0061 | 0.0062 |
| Source Mamet Nº 1. | Elle ne contient que des hyposulfites, par conséquent pas de dosage possible d'un sulfure, qui n'y existe pas. — (Lettre de M. le Dʳ Garrigou, Luchon, 18 septembre 1878.) | | | | | |

l'examen des matériaux fixes résultant de l'évaporation, parce qu'il considère cette présence comme tout-à-fait accidentelle.

Il a analysé d'autres sources comparativement et établi les différence qui existent entr'elles, admettant que dans la première, celle dont la température est plus élevée, l'élément sulfureux se rencontre en plus grande abondance. différence dont il faut tenir compte au point de vue du traitement.

Le résultat du dosage du soufre par la pesée directe, comparativement au dosage par la sulfurométrie est, dit M. Garrigou, au point de vue de la théorie, on ne peut plus curieux et important (lettre du 26 septembre).

La différence qui existe entre les sources Lloupia et Barrère avec la source Mamet ne doit pas être perdue de vue, et il sera très intéressant d'étudier leur influence sur le traitement comparativement et d'une manière très attentive.

## ANALYSE DE PRÉCISION PAR M. LE Dr GARRIGOU.

| NOMS DES SUBSTANCES. | NOMS DES SOURCES | | |
|---|---|---|---|
| | LLOUPIA Nº 1 | BARRÈRE. | MAMET Nº 1. |
| Soufre.... ............. | 0.0063 | 0.0062 | traces. |
| Acide sulfurique........... | 0.0216 | 0.0243 | 0.0299 |
| — carbonique ......... | 0.0369 | 0.0209 | 0.0528 |
| — phosphorique........ | traces. | traces. | traces. |
| — silicique ......... | 0.0474 | 0.0467 | 0.0501 |
| — nitrique........... | abondant. | 0.0151 | abondant. |
| Chlore................. | 0.0128 | 0.0143 | 9.0120 |
| Soude·............... | 0.1034 | 0.0733 | 0.0926 |
| Potasse............... | 0.0041 | 0.0048 | 0.0044 |
| Lithine ............... | traces. | traces. | 0.00018 |
| Ammoniaque............. | id. | id. | traces. |
| Chaux.............. | 0.0013 | 0.0067 | 0.0010 |
| Strontiane.............. | traces. | traces. | traces. |
| Magnésie............... | 0.00029 | 0.0055 | 0.00024 |
| Alumine ............... | traces. | traces. | traces. |
| Fer.................. | id. | 9.0008 | id. |
| Manganèse ............. | id. | traces. | id. |
| Zinc................. | id. | id. | id. |
| Cuivre................ | id. | id. | id. |
| Plomb................ | id. | id. | id. |
| Arsenic............... | id. | id. | id. |
| Matière organique......... | abondante. | abondante. | abondante. |

Cette analyse a été faite sur 200 litres d'eau et calculée pour 1 litre ou 1.000 centimètres cubes. — ( Lettre de M. le Dr Garrigou, Luchon, 11 juillet 1878.)

.Le soufre est à l'état de monosulfure alcalin.

Le dosage de la matière organique n'a pu être fait ; cette opération sera faite plus tard pour ces trois sources.

Bouis a fait une analyse de précision très intéressante pour l'eau de Molitg ; il a fait aussi des essais sulfuro-métriques pour toutes les sources de cette station, essais qui établissent des différences importantes entre les diverses sources ; nous renvoyons à sa brochure. Rous a fait aussi des essais sulfuro-métriques à Molitg. M. le docteur Filhol, dans son ouvrage sur les eaux sulfureuses des Pyrénées (Toulouse 1853) se contente de rapporter quelques-unes des analyses sulfuro-métriques de Bouis et l'analyse de précision d'Anglada. Rien d'original de cet éminent chimiste sur ces eaux remarquables et sur lesquelles nous aurions désiré le voir donner son appréciation, ce qui nous eût paru justice, alors qu'il s'étend complaisamment en très longs et très minutieux détails sur celles de la Haute-Garonne.

A Molitg, comme partout, il serait important d'adopter comme nous l'avons fait un tableau officiel, sans cela on court le risque de s'égarer et de confondre les numéros et les noms des sources, ce qui offre un très grand inconvénient et expose à des erreurs fâcheuses.

Les analyses de précision de M. Garrigou, beaucoup plus complètes que celles d'Anglada, s'en rapprochent cependant par les résultats et démontrent comme elles que l'expérience n'avait pas fait fausse route en attribuant, d'après l'observation, aux eaux de Molitg des propriétés spéciales et une efficacité réelle pour le traitement de toutes les dermatoses.

En dehors des dix sources que nous avons portées sur notre tableau il en existe d'autres : celles du jardin Coupes, par exemple ; elles sont assez abondantes, d'une sulfuration suffisante pour qu'au besoin elles puissent être employées : elles marquent 30°. Il convient de signaler aussi une source ferrugineuse, acidule, carbonatée, assez abondante, d'une température de 10°, située près du confluent du Riell avec la Castellane et provenant sans doute de la décomposition du fer sulfuré que l'on rencontre fréquemment, sous forme concrétionnée ou en pyrite, dans les fentes de la roche et disséminé en grains dans quelques échantillons. Inutile de dire de quelle utilité peut être cette source, qu'aucun auteur n'a signalée, et dont nous devons la connaissance à M. le docteur Edouard de Massia.

Les eaux de Molitg, avons-nous dit, d'après les observations nombreuses de nos devanciers, de nos contemporains et notre propre expérience, guérissent et soulagent toujours d'une manière remarquable et spéciale, quelque graves et invétérées qu'elles soient et sous quelque forme qu'elles se présentent, les affections de la peau. Les analyses qui précèdent donnent à l'esprit, d'une manière rigoureuse et logique, la raison de ces guérisons, constatées par l'expérience depuis bientôt un siècle, et l'on peut aujourd'hui les conseiller à coup sûr et sans crainte, car les analyses chimiques ont donné raison à l'analyse clinique, en la complétant.

Perpignan, 15 octobre 1878.

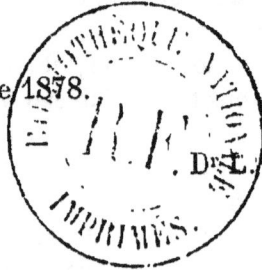

Dr L. COMPANYO.